Perder Peso Con EFT

Técnica de Liberación Emocional

Tapeos prácticos para aplicar la Técnica de Liberación Emocional para perder de peso exitosamente.

Carla Valencia

ISBN: 10: 149277717X
ISBN-13: 978-1492777175:

AGRADECIMIENTOS

Quiero agradecer especialmente a mi marido por el apoyo que me brindó para que este libro electrónico sea posible y por el diseño de gráficos y edición de videos.

.

CONTENIDO

Carla Valencia

DESCARGO DE RESPONSABILIDAD

La información contenida en este libro electrónico es solamente para fines informativos y educativos.

Este material se escribe con el expreso propósito de compartir información educativa y científica obtenida de los estudios y experiencias del autor..

De ningún modo la información contenida en este libro electrónico está destinada a diagnosticar, prevenir, tratar o curar ninguna enfermedad, ni tiene la intención de prescribir cualquiera de las técnicas, materiales o conceptos que se presentan como una forma de tratamiento para cualquier enfermedad o condición médica.

Antes de iniciar cualquier práctica relacionada con la salud física o mental, es altamente recomendado que primero obtenga el consentimiento y consejo de un profesional de la salud.

El autor no asume ninguna responsabilidad por la información y los datos a los que se acceden a través de los contenidos de este libro electrónico. La información aquí suministrada puede no ser compatible con la medicina convencional. Sin embargo, dicha información está bien documentada y apoyada por prestigiosos profesionales de la salud. Sin embargo si usted necesita apoyo psicológico o médico debe consultar con su médico de cabecera.

INTRODUCCIÓN

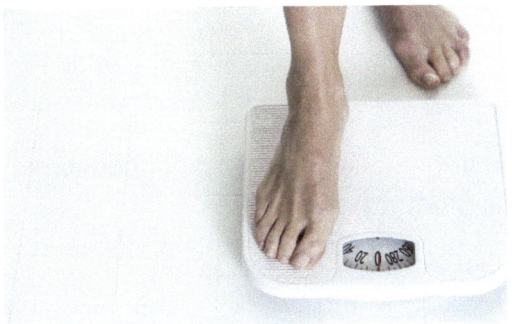

Se ha preguntado porqué no puede perder peso exitosamente y debe constantemente seguir dietas y una vez que termina estas dietas debe comenzar nuevamente?

Porqué usted de repente siente que tiene que comer algo dulce?, porqué no puede dejar comida en su plato y debe limpiarlo completamente?, y la lista de preguntas continúa. El perder peso es un tema my complejo porque todos somos diferentes y tenemos diferentes razones que nos impiden lograr nuestro peso ideal.

Sin embargo en mi experiencia he podido identificar 3 factores que impiden perder peso. Me gustaría hablar un poco de ellos:

1. El comer emocionalmente
2. El estrés
3. Insomnio

EFT puede reducir o eliminar estos factores. Si usted inconsciente o conscientemente ha utilizado la comida como un tranquilizante, EFT es la respuesta. Las Técnicas de Liberación Emocional pueden llevarlo a resolver problemas emocionales no resueltos y cambiar creencias que lo mantienen atascado en el peso no deseado.

La pérdida de peso duradera y el poder mantener el peso ideal sucede cuando las personas logran resolver sus problemas emocionales no resueltos.

Este libro se basa en estos tres factores que son muy importantes y muy comunes, sin embargo si usted quiere perder peso de forma duradera deberá ser muy específico con respecto a su historia personal. No todos somos iguales ni tenemos las mismas razones que nos impiden perder peso.

Mi sugerencia es que mientras estudie estas tres razones principales que he enunciado y ponga en práctica los tapeos, escriba todas las imágenes o eventos del pasado que le surgen mientras tapea.

Una vez identificados puede comenzar a tapear uno a uno, esto es lo que llamo ser específico y personal. De esta manera podrá llegar a la raíz de su problema y eliminar su problema de perder peso para siempre.

Si tiene dudas o necesita ayuda por favor diríjase a mi página Consultas y lo ayudaré con mucho gusto a crear un tapeo personalizado.

Para las personas nuevas en este tema aconsejo que bajen el manual gratis de EFT. También pueden obtener mi libro EFT Sanación Emocional, donde explico que es EFT, como se utiliza y variadas aplicaciones de las mismas.

He dividido este libro electrónico en dos partes principales.

- En la primera parte explicaré que es la Técnica de Liberación Emocional en forma abreviada.

- En la Segunda parte le daré al lector una explicación de cómo el comer emocionalmente, el estrés y el imsomnio son factores principales que no lo dejan perder peso. Y una vez finalizado esto le daré tapeos para que pueda comenzar a utilizar la Técnica de Liberación Emocional para comenzar a adelgazar y lograr su peso ideal.

Sugerencia para utilizar este libro: Creo que la mejor manera de utilizar este libro electrónico para tener resultados exitosos es seguir los siguientes pasos:

- Asegúrese que sabe como utilizar la Técnica de Liberación Emocional
- Tome una secuencia de tapeo.Tapee esta secuencia hasta que la intensidad llegue a cero. Anote los pensamientos e imágenes que le surgen mientras tapea. Antes de pasar a la otra secuencia de tapeo asegúrese de haber tapeado las imágenes y pensamientos que surgieron.
- Luego pase a la siguiente secuencia de tapeo y así sucesivamente.
- La secuencia de tapeo tiene dos partes una negativa y una positiva Asegúrese que la secuencia negativa llegue a cero antes de realizar la positiva. Luego cuando pase a la secuencia positiva, realice la misma por lo menos por 3 tres semanas.

¿Cómo notará los cambios en su vida? De muchas maneras. Algunas veces estos cambios son muy sutiles por eso es importante la auto observación. Notará que se siente más tranquilo y relajado. Que y no necesita comer en exceso, que se siente bien acerca de usted mismo y lo más importante que comenzará a perder peso.

Visite mi video de como adelgazar con EFT http://www.autoayuda-eft.com/video-eft-adelgazar.htm

Recuerde que lo mejor es perseverar y llegar a la raíz del problema.

Si nota cambios y le gustaría compartirlos con mucho gusto los publicaré en mi página, desde ya su nombre será mantenido en anonimato si así lo desea. Envíeme un correo electrónico a: webmaster@autoayuda-eft.com

Deseándole una vida Feliz y Exitosa

Carla Valencia – EFT-CC

http://www-autoayuda-eft.com

CAPÍTULO 1: QUE ES LA TÉCNICA DE LIBERACIÓN EMOCIONAL

Gary Craig desarrolló la Técnica de Liberación Emocional durante 1990. Esta técnica es utilizada cuando queremos equilibrar emociones negativas y simplifica TFT (Terapia del Campo del Pensamiento) creada por Rogers Callahan. Tiene sus raíces en la Medicina China y la ciencia moderna de Kinesiología.

La técnica de liberación emocional dice que toda emoción negativa se desarrolla cuando un individuo atraviesa experiencias negativas. Por lo tanto la persona va a sentir emociones negativas respondiendo a dicha experiencia y esto va a crear una programación inapropiada dentro de su cuerpo.

El sistema energético va a desarmonizarse debido a estas emociones negativas y para poder remover estas respuestas negativas es necesario sanar las emociones involucradas. La diferencia principal entre EFT y TFT es su aplicación.

Estimulando ciertos puntos energéticos se le pide a la persona que se conecte con el dolor físico o emocional y se comienza el tapeo. Esto permite que la persona libere las emociones negativas o el dolor que está padeciendo. En otras palabras, este tapeo produce una armonización de la energía en el cuerpo.

La Técnica de Liberación Emocional establece que...

"La causa de todas las emociones negativas es una desarmonización del sistema energético del cuerpo."

Debido a que las enfermedades y los dolores físicos obviamente están conectados con nuestras emociones, la siguiente afirmación es probada como verdadera:

"Nuestras emociones negativas no resueltas son el mayor contribuyente de la mayoría de nuestras enfermedades y dolores."

La Técnica de Liberación Emocional puede ser aplicada en cualquier lugar. Cuando siente una emoción negativa o positiva ésta se refleja dentro de su cuerpo. Ha sido aplicada exitosamente para resolver problemas emocionales y de salud mental incluyendo:

- Ansiedad y estrés.
- Miedos y fobias.
- Depresión.
- Baja autoestima.
- Problemas de relaciones.
- Abusos y traumas.

Ha sido probada como muy efectiva en problemas físicos incluyendo:

- Problemas respiratorios.
- Problemas de peso.
- Alergias.
- Asma.
- Insomnio.
- Dolores de cabeza.
- Enfermedades crónicas y mucho más.

Es también muy efectiva para la abundancia, los deportes, el trabajo y la vida personal.

Cualquiera puede utilizar la Técnica de Liberación Emocional, usted no necesita especializarse yendo a una Universidad. Simplemente necesita sentido común y decisión.

Sin embargo es aconsejable consultar a un experto en el tema si su problema es muy fuerte o complicado para resolver. Este sería el caso de traumas o abusos que son muy dolorosos de enfrentar sin ayuda profesional.

Carla Valencia

CAPÍTULO 2: EL PROTOCOLO ABREVIADO DE LAS TÉCNICAS DE LIBERACIÓN EMOCIONAL

A continuación voy a describir cual es el protocolo abreviado para poder utilizar la Técnica de Liberación Emocional:

Puntos del tratamiento de EFT

En la Técnica de Liberación Emocional estos puntos son estimulados cuando se tapean. Recuerde que tapear significa dar golpecitos con los dedos para estimular los meridianos. La fuerza del tapeo no debe ser extremadamente fuerte, sino de una manera que se sienta confortable.

Por favor diríjase a la página donde presento las fotos para más claridad: http://www.autoayuda-eft.com/que-es-eft.htm

Punto de Karate (PK) - es el parte de la mano que se utiliza en la práctica del Karate.

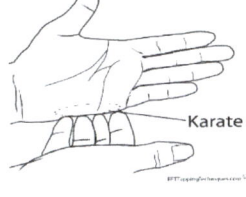

Luego tapee los puntos en el cuerpo:

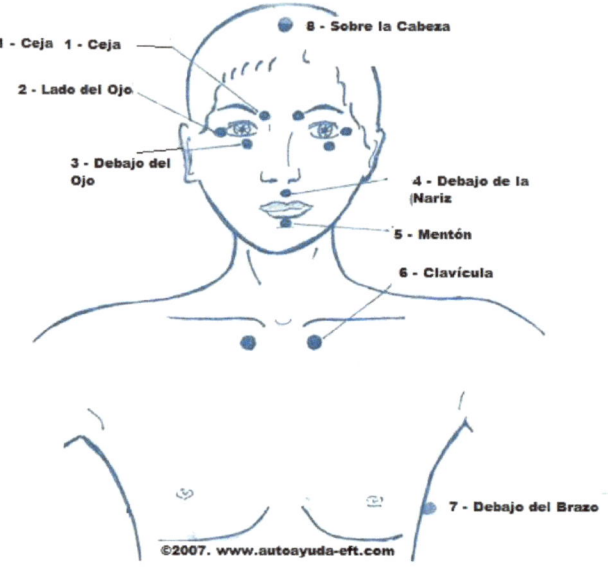

1 = Ceja (CJ) – Donde comienza su ceja.

2 = Lado del ojo Lado del ojo (LO) – Sobre el hueso que está al lado del ojo.

3 = Debajo del ojo Debajo del ojo (DO) – Justo debajo del ojo.

4 = Debajo de la nariz Debajo de la nariz (BN) – Entre la nariz y el labio superior

5 = Debajo de la boca (mentón) Debajo de la boca (mentón) – entre el mentón y el labio inferior

6 = Clavícula - En el ángulo formado por la clavícula y el esternón. Suavemente ponga los dedos y sienta la parte mas blanda.

7 = Debajo del brazo Debajo del brazo – siguiendo la línea de los pezones en el lado del cuerpo

8 = Sobre la Cabeza Sobre la Cabeza

Como tapear los puntos para el tratamiento de EFT

Consulte por favor los siguientes videos si necesita ayuda en como aplicar la técnica de liberación emocional para verlo en forma práctica:

Video # 1: http://www.autoayuda-eft.com/eft-pasos.htm

Video # 2: http://www.autoayuda-eft.com/eft-pasos-abreviados.htm

Una manera corta de realizar el protocolo sería de la siguiente manera:

- Crear la frase

- Medir la intensidad: De 0 a 10

- Crear la frase que tapeara en cada punto

Comenzamos entonces a tapear el punto de karate repitiendo tres veces:

"Aunque (inserte aquí el problema), yo, profundamente me acepto a mi misma."

Luego hacemos la secuencia:

Note que la manera abreviada es ignorar el procedimiento 9 gama.

Testeamos la intensidad del problema, si no ha bajado a cero hacemos la secuencia con la frase: "todavía"

Comenzamos entonces a tapear el punto de karate repitiendo tres veces:

"Aunque todavía (inserte el problema), yo, profundamente me acepto a mi misma."

Luego hacemos la secuencia en el cuerpo con la palabra "restante":

1 = Ceja. (Inserte problema) - Restante

2 = Lado del ojo (Inserte problema) - Restante

3 = Debajo del ojo (Inserte problema) - Restante.

4 = Debajo de la nariz (Inserte problema) - Restante

5 = Debajo de la boca (mentón) (Inserte problema) - Restante

6 = Clavícula - (Inserte problema) - Restante

7 = Debajo del brazo Debajo del brazo – (Inserte problema) - Restante

8 = Sobre la Cabeza Sobre la Cabeza (Inserte problema) - Restante

Esta sería una manera de utilizar EFT en forma abreviada sin el procedimiento 9 gama.

También utilizaré tapeos donde usted no necesite utilizar la frase restante y una vez que haya alcanzado la intensidad a cero seguirá una secuencia con afirmaciones positivas para poder instalar lo positivo.

.

CAPÍTULO 3: FACTORES QUE NO NOS PERMITEN BAJAR DE PESO

Cómo he comentado en la introducción, he descubierto que existen 3 factores fundamentales que no nos permiten perder peso: A continuación describiré estos tres factores

Factor # 1: El comer emocionalmente:

La práctica de comer emocionalmente se refiere a utilizar la comida en respuesta a emociones y sentimientos que no podemos manejar. Es decir que esta práctica es realizada por factores emocionales.

La depresión, el aburrimiento, la soledad, la rabia, ansiedad, frustración, estrés, problemas con las relaciones y la baja autoestima son las causas principales de el hábito de comer emocionalmente que no nos permite perder peso.

Por lo tanto si logramos identificar las causas que nos producen el comer emocionalmente, podemos resolver estas emociones y el perder peso será el resultado que obtendremos.

Identifique por lo tanto las causas del comer emocionalmente

1. Sociales: Cuando nos encontramos con otras personas el comer en exceso puede producirse como resultado de argumentos, miedos o sentirnos inadecuados frente a las demás personas.

2. Emocionales: En respuesta al aburrimiento, estrés, tensión, depresión, rabia o soledad. Por lo tanto llenamos nuestro vacío con la comida

3. Pensamientos negativos: Comemos en respuesta a vernos a nosotros mismos como indignos. Baja autoestima

Factor # 2: El estrés

De acuerdo a Dr. Joey Shulman DC, registered nutritionist de Canadian Living explica que de acuerdo a las investigaciones la hormona del estrés conocida como cortisol puede producir exceso de peso de tres maneras diferentes:

- Enlenteciendo el metabolismo. Cuando el metabolizmo se enlentece es más difícil perder peso.

- El deseo de comer azúcar como ser tortas, dulces, etc. El comer tanta azúcar en exceso y constantemente va a impedir que perdamos de peso. Muchas personas comen dulces porque creen que les va a dar la energía que necesitan cuando están funcionando bajo estrés.

- El almacenamiento de grasa. El exceso de cortisol produce almacenamiento de grasa en el estómago.

Factor # 3: Insomnio

El insomnio ha sido desde hace mucho tiempo asociado con la obesidad y el aumento de peso. Cuando no dormimos no podemos recuperar la energía.

El no dormir produce una disminución de los niveles de la hormona de crecimiento.

La hormona de crecimiento es una proteína que ayuda a regular la cantidad de grasa en el cuerpo en los adultos. Con menos hormona de crecimiento, reducimos la habilidad de eliminar grasa y aumentar la masa muscular.

Cuando no dormimos bien el cuerpo no es capaz de metabolizar los carbohidratos, lo que lleva a un almacenamiento mayor de grasa corporal

De acuerdo a la Universidad de California, Los Ángeles, Health Science el insomnio está asociado con problemas de salud inclusive el aumento de peso, y la obesidad.

En un estudio realizado se hizo una investigación sobre 2 hormonas que son las responsables del balance energético del cuerpo, que le dice al cuerpo cuando está satisfecho y cuando tiene hambre.

Estas dos hormonas son Ghrelin and Leptin. El Ghrelin es un mensajero que le indica al cerebro que es hora de comer.

El insomnio baja los niveles de leptin y aumenta los niveles de grehlin y cuando esto sucede el individuo siente más ganas de comer. El cerebro recibe señales de que el cuerpo necesita comida.

Por lo tanto necesitamos aprender a dormir bien y evitar el insomnio. El insomnio además produce:

- Falta de concentración
- Fatiga
- Aumenta el estrés
- Afecta el sistema inmunológico

CAPÍTULO 4: CÓMO UTILIZAR EFT PARA ADELGAZAR

Antes de comenzar a realizar los tapeos es importante que escriba en un cuaderno las siguientes preguntas y las conteste. Este ejercicio le va a permitir concientizar muchas cosas que lo van a ayudar a lograr sus metas de manera más exitosa:

- Desde hace cuánto tiempo que usted está con sobrepeso?
- Quién más en su familia sufre de sobrepeso?
- Qué sucedió la última vez que usted logró su peso ideal?
- Está conciente de que usted muchas veces trata de tranquilizarse con la comida ignorando sus emociones?. Cuáles son esas emociones?
- Está tratando de llenar algún vacío en su vida comiendo?
- Cuál es la ventaja de bajar de peso para usted?
- Cuál es la desventaja de bajar de peso?

Una vez realizado esto, vamos a comenzar con las resistencias:

- Cree usted que no se va a sentir seguro de si mismo si baja de peso porque su identidad va cambiar?
- Cree usted que es un riesgo perder peso porque los demás lo van a ver de manera diferente?
- Cree usted que el exceso de peso lo ayuda a superar sus preocupaciones diarias y ansiedades, es decir, ignora usted la ansiedad y la preocupación comiendo?

El contestar todas estas preguntas y escribirlas lo va ayudar a comprenderse mejor a usted mismo. No existe la respuesta buena o mala, trate de ser sincero para poder comenzar a conocerse más y descubrir que es lo que no le permite perder peso.

CULPA Y ODIARSE A UNO MISMO

En general cuando sabemos que estamos comiendo de más y no podemos bajar de peso y prometemos no hacerlo más, etc., etc. y no logramos esto, existen dos emociones que surgen inmediatamente: La culpa y el odio a uno mismo.

Vamos a comenzar entonces a tapear estas dos emociones que probablemente nos están manteniendo atrapados:

Secuencia de Tapeo para: Culpa

Comenzamos entonces a tapear el punto de karate repitiendo tres veces:

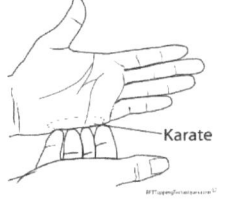

"Aunque siento culpa cuando he terminado de comer todo el chocolate (inserte aquí que le causa culpa), yo me perdono a mi mismo y acepto quien soy y como me siento"

"Aunque siento culpa cuando como demasiado, yo acepto como me siento"

"Aunque siento culpa cuando he terminado de comer todo el chocolate (inserte aquí que le causa culpa) porque he roto mi dieta, yo me perdono a mi mismo y acepto quien soy y como me siento"

Secuencia # 1::

1 = Ceja Esta culpa

2 = Lado del ojo   Me comí todo el chocolate (inserte aquí que le causa culpa).

3 = Debajo del ojo No debería de haberlo hecho.

4 = Debajo de la nariz Esta culpa por comerme el chocolate (inserte aquí que le causa culpa)

5 = Debajo de la boca (mentón)   Esta necesidad de comer chocolate (inserte aquí que le causa culpa)

6 = Clavícula Prometí no hacerlo y sin embargo

7= Me comí todo el chocolate (inserte aquí que le causa culpa), esta culpa

Secuencia # 2:

1 = Ceja Yo libero ahora esta culpa

2 = Lado del ojo   Sentir culpa no me va a ayudar.

3 = Debajo del ojo Yo libero esta culpa ahora.

4 = Debajo de la nariz Yo me perdono por haber comido el chocolate (inserte aquí que le causa culpa)

5 = Debajo de la boca (mentón)   Yo me perdono y libero esta culpa que siento

6 = Clavícula Esta culpa no me está apoyando en nada

7 = Debajo del brazo Yo elijo ahora liberarme de esta culpa y me amo y acepto a mi mismo incondicionalmente

8 = Sobre la Cabeza Yo ahora me siento más tranquilo y liviano

Siga tapeando estas dos secuencias hasta que sienta que la intensidad de la culpa ha llegado a cero. Recuerde anotar cualquier imagen o recuerdo que le surja mientras tapea y debe tapear lo que surja hasta llegar a cero intensidad. Una vez que la intensidad ha llegado a cero puede comenzar a tapear la secuencia positiva durante por lo menos 4 semanas, todos los días.

Secuencia Positiva

1 = Ceja Yo elijo ahora liberarme de esta culpa

2 = Lado del ojo Yo elijo ahora perdonarme a mi mismo.

3 = Debajo del ojo Yo elijo aprender la lección

4 = Debajo de la nariz Yo me siento más liviano y en paz conmigo mismo

5 = Debajo de la boca (mentón) Yo elijo ahora respetarme

6 = Clavícula Yo ahora respiro profundamente y me siento bien conmigo mismo

7 = Debajo del brazo Yo elijo aceptarme como soy

8 = Sobre la Cabeza Sobre la Cabeza Yo ahora me siento más tranquilo y liviano

Secuencia de Tapeo: Odio hacia si mismo

Comenzamos entonces a tapear el punto de karate repitiendo:

"Aunque me odio a mi mismo, odio mi cuerpo, odio como me veo, yo me perdono a mi mismo y acepto quien soy y como me siento"

"Aunque me odio a mi mismo por comer tanto, yo me acepto como me siento"

Aunque me odio a mi mismo porque siempre como demasiado aunque me siento lleno, yo me perdono y acepto de todas maneras

Secuencia # 1:

1 = Ceja Este odio hacia mi cuerpo

2 = Lado del ojo Odio mi gordura.

3 = Debajo del ojo Debajo del ojo Odio todo mi cuerpo.

4 = Debajo de la nariz Este odio que siento hacia mi mismo

5 = Debajo de la boca (mentón) Odio como me veo y odio que como demasiado

6 = Clavícula La ropa me aprieta

7 = Debajo del brazo Debajo del brazo Me siento incómodo

8 = Sobre la Cabeza Sobre la Cabeza Este odio hacia mi mismo

Secuencia # 2

1 = Ceja Yo libero este odio que siento hacia mi cuerpo

2 = Lado del ojo Este odio no me va a ayudar a perder peso.

3 = Debajo del ojo Debajo del ojo Yo libero este odio ahora.

4 = Debajo de la nariz Yo me perdono por sentir este odio

5 = Debajo de la boca (mentón) Yo me perdono y libero este odio

6 = Clavícula Sentir este odio no me está ayudando

7 = Debajo del brazo Debajo del brazo Yo elijo ahora liberarme de este odio

8 = Sobre la Cabeza Sobre la Cabeza Yo me libero de este odio hacia mi cuerpo me y me amo y acepto a mi mismo incondicionalmente

Siga tapeando estas dos secuencias hasta que sienta que la intensidad de la culpa ha llegado a cero. Recuerde anotar cualquier imagen o recuerdo que le surja mientras tapea y debe tapear lo que surja hasta llegar a cero intensidad.

Una vez que la intensidad haya llegado cero comience a tapear la secuencia positiva por lo menos por 4 semanas, todos los días.

Secuencia Positiva

1 = Ceja Yo elijo ahora respetar mi cuerpo

2 = Lado del ojo Yo elijo ahora respetarme a mi mismo.

3 = Debajo del ojo Yo me permito amarme y respetarme

4 = Debajo de la nariz Yo me siento a salvo y seguro cuando me respeto y acepto

5 = Debajo de la boca (mentón) Yo me amo a mi mismo

6 = Clavícula Yo merezco amarme a mi mismo

7 = Debajo del brazo Yo me amo y respeto

8 = Sobre la Cabeza Yo ahora me siento en paz con mi cuerpo y conmigo mismo

Usted debe tratar de eliminar la culpa y el odio porque si no continuará saboteandose constantemente.

COMER EMOCIONALMENTE

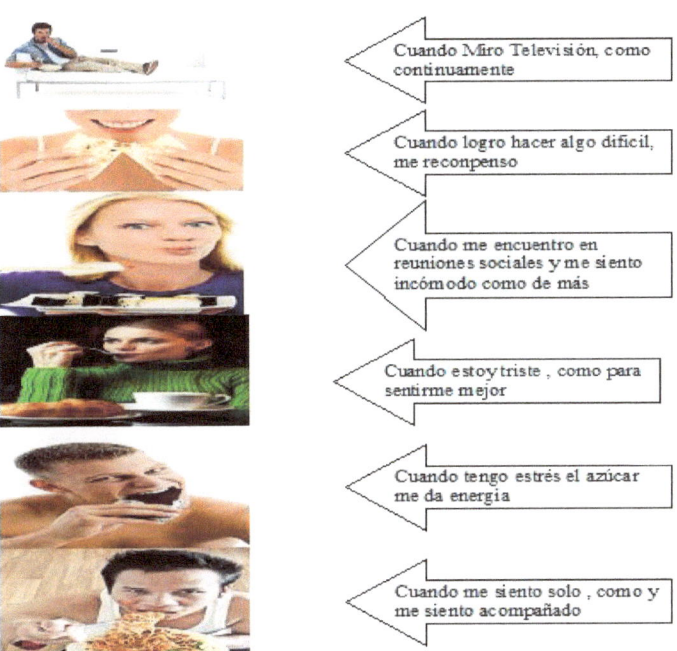

Es lo siguiente familiar para ti?

Cuando Miro Televisión, como continuamente

Cuando logro hacer algo difícil, me reconpenso

Cuando me encuentro en reuniones sociales y me siento incómodo como de más

Cuando estoy triste, como para sentirme mejor

Cuando tengo estrés el azúcar me da energía

Cuando me siento solo, como y me siento acompañado

©2006-2011. www.autoayuda-eft.com.

Tapeo 1: Sentirnos inadecuados frente a los demás

Las personas que se sienten inadecuados sienten que no son los suficientemente buenos frente a los demás. Por lo tanto comiendo creen que están solucionando el problema.

Comenzamos entonces a tapear el punto de karate repitiendo tres veces:

"Aunque me siento inadecuado frente a esta persona, yo me perdono a mi mismo y acepto quien soy y como me siento"

"Aunque siento que no soy lo suficiente, yo me perdono a mi mismo y acepto quien soy y como me siento"

"Aunque hay algo que me impide sentirme cómodo frente a esta persona, yo estoy aprendiendo a sentirme bien acerca de mi mismo"

Secuencia # 1

1 = Ceja Esta persona me hace sentir inferior

2 = Lado del ojo No me puedo relajar y ser yo mismo.

3 = Debajo del ojo Siento que no soy suficiente

4 = Debajo de la nariz Me siento juzgado constantemente

5 = Debajo de la boca (mentón) Me siento inadecuado

6 = Clavícula No soy lo suficiente

7 = Debajo del brazo Esta persona me hace sentir inferior

8 = Sobre la Cabeza Me siento inadecuado

Secuencia # 2

1 = Ceja Yo libero ahora mi necesidad de sentirme inferior

2 = Lado del ojo El sentirme inadecuado e inferior no me ayuda a nada.

3 = Debajo del ojo Tal vez hace mucho tiempo atrás

4 = Debajo de la nariz Alguien me hizo sentir inadecuado

5 = Debajo de la boca (mentón) Y yo me lo creí

6 = Clavícula Pero esto fue en el pasado

7 = Debajo del brazo En el presente yo puedo elegir como sentirme

8 = Sobre la Cabeza Yo me libero ahora de esta necesidad de sentirme inadecuado

Siga tapeando estas dos secuencias hasta que sienta que la intensidad de la culpa ha llegado a cero. Recuerde anotar cualquier imagen o recuerdo que le surja mientras tapea y debe tapear lo que surja hasta llegar a cero intensidad.

Una vez que la intensidad llegue a cero comience a tapear la secuencia positiva por lo menos por 4 semanas, todos los días.

Secuencia Positiva

1 = Ceja Yo ahora elijo sentirme seguro de mi mismo

2 = Lado del ojo Yo soy suficiente

3 = Debajo del ojo Aunque en el pasado me enseñaron que era inadecuado

4 = Debajo de la nariz Que no era suficiente

5 = Debajo de la boca (mentón) Ahora estoy en el presente

6 = Clavícula Y puedo ahora elegir sentirme seguro de mi mismo

7 = Debajo del brazo Yo sé que soy suficiente

8 = Sobre la Cabeza Yo ahora elijo sentirme en paz y seguro de mi mismo frente a cualquier persona

EMOCIONES NEGATIVAS MÁS COMUNES

Tapeo: Aburrimiento – Como cuando me siento aburrido

El aburrimiento es una emoción negativa que frecuentemente suprimimos porque en realidad pensamos que no podemos hacer nada al respecto.

Por ejemplo podemos sentirnos aburridos en nuestro trabajo porque no tenemos desafíos nuevos, y como no sabemos como salir de esto negamos que nos sintamos aburridos.

Está usted aburrido de su relación con alguien en especial? O en su trabajo? O en cualquier otra situación?. El sentirse aburrido es un mensaje que lo está ayudando a crecer de alguna manera. Entonces comencemos a buscar maneras más positivas en vez de sentirnos mejor comiendo cuando estamos aburridos

Identifique de qué se siente aburrido y comience a tapear, simplemente concéntrese en su problema y tapee:

Tapee en el punto de karate:

Aunque como cuando me siento aburrido, yo elijo ahora encontrar algo que me ayude a crecer y cambiar

Aunque este (trabajo, relación, etc.) es aburrido para mi, yo elijo ahora sentirme motivado a cambiar

Aunque me siento tan aburrido (de este trabajo, relación, etc.,) entonces como   yo elijo ahora desafiarme a mi mismo

Secuencia # 1

1 = Ceja Me siento tan aburrido

2 = Lado del ojo No soporto más este aburrimiento

3 = Debajo del ojo Estoy tan aburrido de (inserte acá que lo aburre)

4 = Debajo de la nariz Me siento tan aburrido

5 = Debajo de la boca (mentón) Me siento atascado y aburrido

6 = Clavícula Este aburrimiento

7 = Debajo del brazo No puedo eliminar este aburrimiento

8 = Sobre la Cabeza Este aburrimiento con (inserte acá que lo aburre) me esta sacando toda mi energía

Secuencia # 2

1 = Ceja Es esto natural?

2 = Lado del ojo Hay algo malo en mi?

3 = Debajo del ojo Me siento aburrido

4 = Debajo de la nariz A lo mejor estoy bloqueando algo

5 = Debajo de la boca (mentón) Y estoy tratando de sentirme mejor comiendo

6 = Clavícula Comiendo estoy evitando descubrir lo que siento y lo que quiero

7 = Debajo del brazo Este aburrimiento

8 = Sobre la Cabeza No sé qué hacer

Secuencia # 3

1 = Ceja Qué pasaría si la realidad es que hay deseos fuertes dentro de mi

2 = Lado del ojo Que no quiero sentir

3 = Debajo del ojo Qué pasaría si pudiera sentir estos deseos

4 = Debajo de la nariz En vez de bloquearlos con la comida

5 = Debajo de la boca (mentón) Algo dentro de mi quiere algo pero tiene miedo

6 = Clavícula Yo elijo ahora permitirme entender que es lo que quiero y deseo

7 = Debajo del brazo Yo decido ahora darme permiso para soñar

8 = Sobre la Cabeza Darme permiso para realizar lo que realmente quiero hacer

Tapeo: Tristeza - Como cuando me siento Triste

Muchas veces cuando nos sentimos tristes, comemos porque de alguna manera pensamos que la comida nos va a levantar el ánimo, especialmente el azúcar. Cuando

Aunque cuando estoy triste como, yo profunda y completamente me acepto a mi mismo y a mi comportamiento

Aunque me siento triste y siento ganas de comer yo me perdono a mi mismo completamente

Aunque cuando estoy triste siento ganas de comer porque pareciera que comiendo me siento mejor, yo acepto como me siento ahora

Secuencia # 1

1 = Ceja Esta tristeza

2 = Lado del ojo Este peso que siento

3 = Debajo del ojo Esta pesadez y desgano que siento

4 = Debajo de la nariz Esta falta de energía

5 = Debajo de la boca (mentón) Estoy triste y como

6 = Clavícula El comer me va a ayudar a sentirme mejor

7 = Debajo del brazo Esta tristeza

8 = Sobre la Cabeza No siento ganas de hacer nada, todo me cuesta

Secuencia # 2

1 = Ceja Yo ahora me abro a la sanación

2 = Lado del ojo Esta tristeza

3 = Debajo del ojo Qué es lo que me hace sentir tan triste?

4 = Debajo de la nariz Estoy abierto a escuchar

5 = Debajo de la boca (mentón) Estoy dispuesto a sentir esta tristeza y dejar de suplantar lo que siento con la comida

6 = Clavícula Sé que puedo sentirme bien

7 = Debajo del brazo Esta tristeza

8 = Sobre la Cabeza Esta tristeza

Secuencia # 3

1 = Ceja Estoy dispuesto a expresar

2 = Lado del ojo Estoy dispuesto a sentir

3 = Debajo del ojo Todos lo que siento

4 = Debajo de la nariz Yo ahora estoy dispuesto a sentir mis sentimientos

5 = Debajo de la boca (mentón) Yo ahora libero toda esta carga

6 = Clavícula Esta pesadez

7 = Debajo del brazo Yo elijo ahora aceptar todo lo que siento

8 = Sobre la Cabeza Y liberarme de esta tristeza que no me deja avanzar

Tapeo: Rabia – Como cuando siento Rabia

La rabia es una emoción que tratamos de reprimir porque desde muy pequeños se nos ha enseñado que es una emoción "mala" y que no debemos experimentarla.

Pero el lado positivo de la rabia es que es una emoción que nos está diciendo: es el momento de cambiar, es el momento de ser más asertivos, etc.

Tapee en el punto de karate

Aunque yo como cuando siento rabia, yo completamente me acepto a mi mismo y como me siento

Aunque toda esta rabia que siento me hace comer más, yo tengo el derecho de sentir esta rabia y acepto como me siento

Aunque siento rabia y quiero comer cuando siento rabia hace que me sienta mejor, yo elijo ahora liberar esta rabia para que pueda sentir paz conmigo mismo y el habito que he creado de comer cuando siento rabia

Secuencia # 1

1 = Ceja Esta rabia

2 = Lado del ojo Voy a explotar

3 = Debajo del ojo Esta rabia que siento

4 = Debajo de la nariz Estoy listo de liberarla ahora

5 = Debajo de la boca (mentón) No , no lo estoy

6 = Clavícula Por qué debería liberar esta rabia?

7 = Debajo del brazo Siento toda esta rabia

8 = Sobre la Cabeza Pero es como me siento

Secuencia # 2

1 = Ceja Estoy cansado de fingir que no la siento

2 = Lado del ojo Esta rabia me está quemando por dentro

3 = Debajo del ojo Esta rabia por (inserte aquí la persona o situación)

4 = Debajo de la nariz Esta rabia sólo me daña a mi

5 = Debajo de la boca (mentón) Yo elijo ahora liberar toda esta rabia

6 = Clavícula Esta rabia no me sirve

7 = Debajo del brazo Esta rabia me está enviando un mensaje

8 = Sobre la Cabeza Un mensaje que algo debe cambiar

Secuencia # 3

1 = Ceja Estoy dispuesto ahora a escuchar el mensaje

2 = Lado del ojo Estoy dispuesto a liberar esta rabia

3 = Debajo del ojo Yo me doy ahora permiso a mi mismo para decir lo que siento

4 = Debajo de la nariz Yo me doy ahora permiso a mi mismo para sentir esta rabia

5 = Debajo de la boca (mentón) Yo libero ahora esta rabia y me siento en paz

6 = Clavícula Yo elijo ahora tomar acción

7 = Debajo del brazo Yo me siento a salvo y seguro

8 = Sobre la Cabeza Yo me doy permiso para cambiar lo que puedo cambiar, para aceptar lo que no puedo cambiar y para saber la diferencia

Tapeo: Soledad – Como Cuando me siento sólo

Usted puede encontrarse rodeado de personas y sentirse sólo. El sentirse sólo puede significar que usted no se siente conectado con las demás personas. Entonces muchas personas comen cuando se sienten así para llenar ese vacío.

Tapee en el punto de karate

Aunque yo como cuando me siento sólo, yo acepto como me siento y me abro a la posibilidad de elegir un comportamiento que me apoye

Aunque cuando me siento sólo como porque me siento acompañado, yo me amo y acepto a mi mismo y acepto como me siento

Karate

Aunque me siento sólo y elijo comer para poder sentirme mejor yo elijo ahora aceptarme tal cual como soy y este comportamiento de comer cuando me siento sólo

Secuencia # 1

1 = Ceja Me siento tan sólo

2 = Lado del ojo Me siento incompleto

3 = Debajo del ojo Siento que me falta algo

4 = Debajo de la nariz Me siento desconectado con el resto del mundo

5 = Debajo de la boca (mentón) Siento este vacío interno

6 = Clavícula Necesito conectarme más profundamente con las personas

7 = Debajo del brazo Me siento sólo inclusive cuando estoy rodeado de personas

8 = Sobre la Cabeza Qué pasaría si pudiera encontrar personas que disfruten de mi compañía

Secuencia # 2

1 = Ceja Y que yo disfrute de su compañía

2 = Lado del ojo Qué pasaría si no necesitara ser perfecto para que esto ocurra?

3 = Debajo del ojo Qué pasaría si pudiera abrir mi corazón a los demás

4 = Debajo de la nariz En vez de estar esperando que los demás lo hagan?

5 = Debajo de la boca (mentón) Qué pasaría si pudiera enfocarme en lo bueno de las personas

6 = Clavícula En vez de en los defectos

7 = Debajo del brazo Si pudiera tomarme el tiempo necesario para conocer a las personas

8 = Sobre la Cabeza Y si existieran personas que realmente se preocupan y me aprecian?

Secuencia # 3

1 = Ceja A lo mejor pudiera salir de mi zona de confort

2 = Lado del ojo Estoy liberando ahora el miedo que siento de ser rechazado

3 = Debajo del ojo Estoy liberando este patrón de sentirme víctima

4 = Debajo de la nariz Me doy ahora permiso a sentirme bien acerca de mi mismo

5 = Debajo de la boca (mentón) Yo elijo ahora se mi mejor amigo

6 = Clavícula Elijo ahora liberar este miedo de ser herido y rechazado

7 = Debajo del brazo Elijo sentirme bien conmigo mismo

8 = Sobre la Cabeza Elijo tomarme el tiempo para conocer a los demás y

Secuencia # 4

1 = Ceja Elijo enfocarme en la parte positiva de los demás

2 = Lado del ojo Pero antes de hacer esto

3 = Debajo del ojo Me doy permiso para ser mi mejor amigo

4 = Debajo de la nariz Respetarme, apreciarme y quererme un poco cada día más

5 = Debajo de la boca (mentón) Me siento más acompañado ahora

6 = Clavícula Me tengo a mi mismo

7 = Debajo del brazo Yo elijo ahora encontrar las personas perfectas que me respetan y disfrutan de mi compañía

8 = Sobre la Cabeza con las que me puedo sentir seguro y a salvo

EL ESTRÉS

De acuerdo a Dr. Joey Shulman DC, registered nutritionist de Canadian Living explica que de acuerdo a las investigaciones la hormona del estrés conocida como cortisol puede producir exceso de peso de tres maneras diferentes:

1. Enlenteciendo el metabolismo. Cuando el metabolismo se enlentece es más difícil perder peso.

2. El deseo de comer azúcar como ser tortas, dulces, etc. Qué esto obviamente bloque la perdida de peso cuando es comido constantemente y en exceso

3. El almacenamiento de grasa. El exceso de cortisol produce almacenamiento de grasa en el estómago.

Secuencia de tapeo para reducir el estrés:

Tapee en el punto de karate:

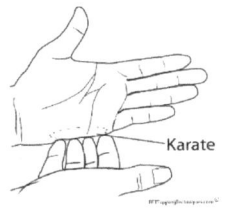

Aunque mi mente está confusa, tengo demasiadas cosas en mi cabeza, quiero encontrar claridad y paz

Aunque me siento muy mal con todas las cosas que tengo que hacer, quiero encontrar paz ahora

Aunque tengo demasiadas cosas que hacer ahora, estoy abierto a calmarme y comenzar a pensar más claramente

Secuencia # 1

1 = Ceja Tantas cosas que tengo que hacer

2 = Lado del ojo Me siento tan estresado

3 = Debajo del ojo Cómo voy a poder hacer todo lo que tengo que hacer?

4 = Debajo de la nariz Todas estas cosas pendientes que debo hacer

5 = Debajo de la boca (mentón) Me están causando mucho estrés

6 = Clavícula Estoy perdiendo claridad mental

7 = Debajo del brazo Puedo pensar mejor si no estoy apurado y tengo claridad mental

8 = Sobre la Cabeza Pero mi vida es una emergencia

1 = Ceja Yo se que algunas cosas deben de ser hechas ahora

2 = Lado del ojo Y otras mañana

4 = Debajo de la nariz Pero yo estoy decidiendo hacer todo ahora

5 = Debajo de la boca (mentón) No sería mejor si todo se pudiera solucionar de otra manera

6 = Clavícula Sin necesidad de sentirme tan estresado?

7 = Debajo del brazo Pero yo sigo sintiendo esta urgencia

8 = Sobre la Cabeza Qué pasaría si me ocupara de las cosas que puedo hacer ahora? Si me pudiera relajar un poco?

1 = Ceja Poner las cosas en otro lugar?

2 = Lado del ojo Tener otra perspectiva?

3 = Debajo del ojo Qué pasaría si pudiera vivir mi vida sin este apuro?

4 = Debajo de la nariz Si pudiera enlentecer todo un poco?

5 = Debajo de la boca (mentón) No necesito toda esta adrenalina para mantenerme motivado

6 = Clavícula Me siento más en control cuando estoy relajado

7 = Debajo del brazo Cuando estoy tranquilo

8 = Sobre la Cabeza Por eso elijo ahora liberarme de esta urgencia

1 = Ceja Elijo ahora pensar en lo que puedo solucionar ahora

2 = Lado del ojo Liberar todo este estrés

3 = Debajo del ojo Yo elijo ahora tener claridad mental y paz

4 = Debajo de la nariz Yo elijo ahora elegir sentirme relajado sabiendo que soy muy inteligente y responsable

5 = Debajo de la boca (mentón) Yo elijo ahora sentirme en paz y seguro de mi mismo

6 = Clavícula Yo puedo sentir claridad mental y determinar lo que es importante hacer ahora y enfocarme en eso

7 = Debajo del brazo Yo elijo sentir paz

8 = Sobre la Cabeza Yo ahora estoy en paz

INSOMNIO

El insomnio ha sido desde hace mucho tiempo asociada con la obesidad y el aumento de peso. Cuando no dormimos no podemos recuperar la energía. El no dormir produce una disminución de los niveles de la hormona de crecimiento.

La hormona de crecimiento es una proteína que ayuda a regular la cantidad de grasa en el cuerpo en los adultos. Con menos hormona de crecimiento, reducimos la habilidad de eliminar grasa y aumentar la masa muscular.

Cuando no dormimos bien el cuerpo no es capaz de metabolizar los carbohidratos, lo que lleva a un almacenamiento mayor de grasa corporal

El insomnio surge debido a diferentes causas. Algunas de las causas más comunes incluyen:

1. Conflictos de pareja, crisis laboral, sentirse con presión para terminar algo, etc

2. Dieta pobre donde no consumimos alimentos sanos

3. Hábitos que no nos ayudan como ser no establecer una rutina para dormir. Dormir con luces prendidas y en lugares dónde hay muchos ruidos. No tener una cama cómoda, tener el cuarto muy frío o muy caluroso, etc.

4. Consumo de drogas y mucho alcohol y cafeína, estimulantes, etc

5. Estilo de vida que no nos apoya como ser trabajar de noche.

6. No hacer ejercicio físico y comer mucho y muy tarde antes de ir a dormir.

Secuencia de tapeo para el insomnio

Tapee en el punto de karate

Aunque no puedo dormir, yo me acepto y apruebo a mi mismo

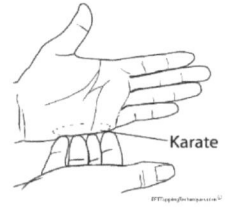

Karate

Aunque me siento preocupado y no puedo dejar de pensar en este problema, yo me acepto a mi mismo y como me siento

Aunque no importa lo que haga no puedo dormirme, yo elijo ahora amarme y aceptarme a mi mismo inclusive con este problema de insomnio

Secuencia # 1

1 = Ceja No puedo dormir

2 = Lado del ojo No puedo dormir

3 = Debajo del ojo Me siento ansioso

4 = Debajo de la nariz No puedo dormir

5 = Debajo de la boca (mentón) Esta ansiedad

6 = Clavícula No duermo

7 = Debajo del brazo No puedo dormir

8 = Sobre la Cabeza Nunca voy a poder dormir

1 = Ceja Estos problemas para dormir

2 = Lado del ojo No puedo dormir

3 = Debajo del ojo Toda esta ansiedad de no poder dormir

4 = Debajo de la nariz Nunca voy a poder dormir

5 = Debajo de la boca (mentón) No puedo dormir

6 = Clavícula Estos problemas para dormir

7 = Debajo del brazo Y elijo ahora sentirme somnoliento

8 = Sobre la Cabeza Yo elijo dormir fácilmente

1 = Ceja Yo elijo sentir sueño

2 = Lado del ojo Yo me siento somnoliento

3 = Debajo del ojo Yo me duermo fácilmente y sin esfuerzo

4 = Debajo de la nariz Yo me estoy durmiendo

5 = Debajo de la boca (mentón) Yo elijo ahora dormir fácilmente y sin esfuerzo y me siento en paz

6 = Clavícula Yo siento sueño

7 = Debajo del brazo Yo elijo dormir en paz

8 = Sobre la Cabeza Gracias Dios que ahora puedo dormir fácilmente y sin esfuerzo

CONCLUSIÓN

El tema de adelgazar es un tanto complejo pero puede corregirse. Para poder comenzar esta jornada es muy importante que comencemos a eliminar tres factores principales que nos impiden perder de peso:

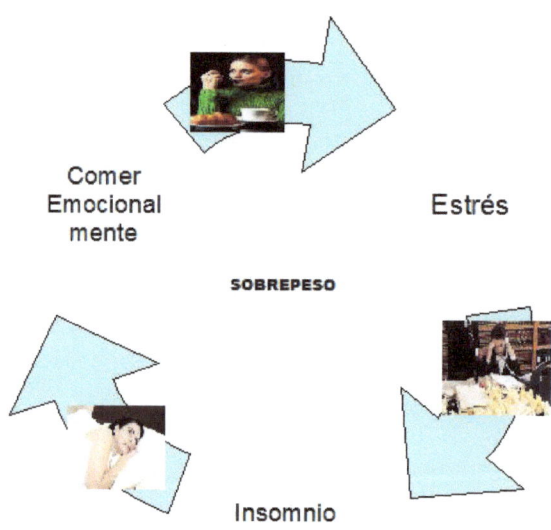

Comer Emocionalmente

Estrés

SOBREPESO

Insomnio

Una vez que avancemos y podamos eliminar estos factores, aunque no sea totalmente pero tal vez erradicarlos un 70 % de nuestra vida, nos sentiremos más relajados y mucho más en paz con nosotros mismos.

Las dietas simplemente no funcionan porque el 95% de las personas que bajan de peso con dietas lo vuelven a recuperar en1 o 5 años. Además algunas son peligrosas porque eliminan por completo nutrientes que necesitamos.

Está comprobado que el sobrepeso o la obesidad son causadas por traumas del pasado.

Por lo tanto es fundamental que cambiemos nuestro estado mental. Esto significa que aprendamos a eliminar las causas de nuestro sobrepeso que nos producen el comer compulsivamente y emocionalmente. Que eliminemos el estrés y aprendamos tener hábitos saludables para dormir.

ACERCA DEL AUTOR

La experiencia profesional de Carla incluye 15 años trabajando como Analista de Sistemas y Escritor Técnico con Empresas de Exportación-Importación y Manufactureras.

Entrenada en Psicología Energética y varias escuelas de Desarrollo Personal, su pasión es escribir acerca de sus experiencias personales y temas relacionados con autoestima y autoayuda para ayudar a las personas a lograr un nivel mejor de felicidad y amor en sus vidas.

Carla tiene el Certificado EFT-CC y durante más de 15 años ha practicado Ho'oponopono, Técnicas de Liberación Emocional, Riberthing, Shadow Work y Meditación.

OTROS LIBROS POR CARLA VALENCIA

Visite la Tienda EFT para ver más programas en :
http://www.autoayuda-eft.com/tienda-eft-autoayuda.htm

Libros más populares:

1. **EFT Sanación emocional.** Ejercicios prácticos para curar fobias, miedos, dolores físicos, depresión como también adelgazar, aumentar su autoestima y eliminar patrones que no lo dejan vivir en abundancia. http://www.autoayuda-eft.com/libro-de-tecnicas-de-liberacion-emocional-espanol.htm

2. **Creando Abundancia con EFT.** Tapeos prácticos para aplicar la Técnica de Liberación Emocional para crear más abundancia y prosperidad. http://www.autoayuda-eft.com/creando-abundancia-con-eft.htm